எதற்காக எந்த உணவு சாப்பிடலாம்.-2

வி.எஸ்.ரோமா

ISBN 978-1-63904-943-1

பொருளடக்கம்

1

பாப்பாளி தற்போது எல்லாக் காலங்களிலும் கிடைக்கும் பழம். மலி-வானது. இனிப்பானது. எல்லோரும் அறிந்தது. சத்துக்கள் மிகுந்தது. மஞ்சள், சிவப்பு நிற பழங்களாகவும், சில சமயம் பச்சை கலந்த நிறத்தி-லும் உள்ளது. வருடம் முழுவதும் கிடைக்கக்கூடிய பழம் இது. இதிலும் வைட்டமின் ஏ உயிர் சத்து நிறைய இருக்கிறது.

பல் சம்மந்தமான குறைபாட்டிற்கும், சிறுநீர்ப்பையில் உண்டாகும் கல்லை கரைக்கவும், பப்பாளி சாப்பிட்டால் போதும். மேலும் நரம்புகள் பலப்படவும், ஆண்மை தன்மை பலப்படவும், ரத்த விருத்தி உண்டாக-வும், ஞாபக சக்தியை உண்டு பண்ணவும் பப்பாளி சாப்பிடுங்கள். அடிக்-கடி பப்பாளி பழத்தினை உண்டு வருபவர்கள் எவ்வகை நோய்க்கும் ஆளாக நேரிடாது. எந்த வகையான தொற்று நோய் பரவினாலும், அது இவர்களை தாக்காது. பப்பாளி பழத்தில், இயற்கையாகவே விஷக்கிரு-மிகளை கொல்லும் சங்கதி உள்ளது.

மருத்துவக் குணங்கள்: பப்பாளி பழத்தை அடிக்கடி குழந்தைகளுக்கு கொடுத்து வர உடல் வளர்ச்சி துரிதமாகும். எலும்பு வளர்ச்சி, பல் உறுதி ஏற்படும். பப்பாளிக் காயை கூட்டாக செய்து உண்டு வர, குண்டான உடல் படிப்படியாக மெலியும். தொடர்ந்து பப்பாளிப் பழத்தை சாப்பிட்டு வர கல்லீரல் வீக்கம் குறையும்.

பப்பாளிப் பழத்தை தேனில் தோய்த்து உண்டு வர நரம்புத் தளர்ச்சி குறையும். நன்கு பழுத்த பழத்தை கூழாக பிசைந்து, தேன் கலந்து முகத்தில் பூசி, ஊறிய பின் சுடுநீரால் கழுவி வர முகச்சுருக்கம் மாறி, முகம் அழகு பெறும். பப்பாளி விதைகளை அரைத்து பாலில் கலந்து சாப்பிட நாக்குப்பூச்சிகள் அழிந்து விடும்.

பப்பாளிக் காயின் பாலை வாய்ப்புண், புண்கள் மேல் பூச புண்கள் ஆறும். பப்பாளிப் பாலை, பசும்பாலுடன் கலந்து சேற்றுப் புண்கள் மேல் தடவி வர புண்கள் ஆறும். பப்பாளிப் பாலை குழந்தைகளின் தலையில் ஏற்படும் புண்களில் பூசி வர புண்கள் ஆறும். பப்பாளி இலைகளை அரைத்து கட்டி, மேல் போட்டு வர கட்டி உடையும். பப்பாளி விதை- களை அரைத்து, தேள் கொட்டிய இடத்தில் பூச வலி, விஷம் இறங்கும். பப்பாளிக் காய் குழம்பை, பிரசவித்த பெண்கள் உணவில் சேர்த்து வர பால் சுரப்பு கூடும்.

100 கிராம் பச்சைக் காயான பப்பாளியில் 32 மில்லி கிராமும், நன்றாகப் பழுத்ததில் 68 முதல் 136 மில்லி கிராமும், வைட்டமின் சி இருப்பதாகக் கண்டறியப்பட்டுள்ளது. பழுக்காத பச்சைப் பப்பாளித் துண்டுகள் அல்லது சாறை அருந்தினால், குடலிலுள்ள வட்டப்புழுக்கள் வெளியேறும். கல்லீரல் கோளாறுகளுக்கும் பப்பாளி மருத்துவரீதியாக உதவி சரிசெய்யும். முறையான மாதவிலக்கு ஒழுங்குக்கு பப்பாளி உண்- பது சரியான வழி.

அடிவயிற்றுப் பிரச்னைகளுக்கு பப்பாளியே மிகச் சிறந்த மருந்து. வயிற்றுக் கடுப்பு, செரிமானமின்மை, அமிலத்தொல்லை, மலச்சிக்கல் இவற்றுக்கெல்லாம் அருமருந்து பப்பாளி. முகப்பரு உள்ளவர்கள், பப்பா- ளிக்காயின் நறுக்கிய உட்பகுதித் துண்டுகளை மென்மையாக முகத்தில் தேய்க்க வேண்டும்.

இது முகப்பருக்களைப் போக்கி, முகச் சுருக்கங்களையும் நீக்கி, பொலிவு கூட்டும் பப்பாளிப்பழம் விலை குறைவு ஆனால் அது தரும் பயன்களோ ஏராளம்.

பப்பாளிப் பழத்தை தேனில் கலந்து சாப்பிட்டால் நரம்பு தளர்ச்சி குணமாகும்.

துளசி நீர்

புற்று நோய் என்று அல்ல. 448 நோய்களுக்கு ஒரே மருந்து துளசி.

துளசியின் மகத்துவம் ......

ஒரு கைப்பிடி அளவு துளசி இலைகளை. எவ்வளவு தாரளமாக போட முடியுமோ அவ்வளவு தாராளமாக. செம்பு பாத்திரத்தில். ஒரு 1.5, 2 லிட்டர் தண்ணீர் விட்டு 8 மணி நேரம் ஊர வைக்க வேண்டும். பின்- னர். வெறும் வயிற்றில். ஒரு டம்ளர்ரோ, இரண்டு டம்ளர்ரோ குடிக்க வேண்டும். அவ்வாறு தொடர்ந்து ஒரு மண்டலம். அதாவது 48 நாட்கள்

குடித்தால். புற்று நோய் பூரணமாக குணம் ஆகும். அது உடலின் எந்த பகுதியில் இருந்தாலும். மிக முற்றி போனால். ஆரம்ப நிலையிலேயே. புற்று நோய் இருப்பது கண்டு பிடிக்கப்பட்டு. இந்த துளசி சிகிச்சையை மேற்கொண்டால். புற்று நோய் மட்டுமல்ல. 448 விதமான நோய்கள் குணமடையும்.

அந்த துளசி நீரை. எவர்சில்வர் பாத்திரத்தில் விட்டு குடிக்கலாம். அதிக வசதி இருந்தால். தங்க பாத்திரத்தில் கூட விட்டு குடிக்கலாம்.

ஏன்? செம்பு பாத்திரம்.

தாமிர சக்த்து [செம்பு] உடலுக்கு தேவையான ஒன்று. தைராய்ட் வர உடலில் தாமிர சக்தி குறைவதும் ஒரு காரணம். தைராய்ட் நோய் உள்ளவர்கள் செம்பு பாத்திரத்தில் நீர் அருந்துதல். தைராய்ட் நோய்க்கு சிறந்த சிகிச்சை. கீழ் வாதம் முதலான நோய்கள் குணமாகும். உடலில் உள்ள புண்களை குனப்படுத்துவதுடன் . புதிதாக. உடலில் அணுக்க-ளையும் உற்பத்தி செய்யும் சக்தி தாமிரத்திர்க்கு உண்டு. தாமிர பாத்தி-ரத்தில் நிரப்படும் சாதாரண நீரே. உடற் கட்டியை குணபடுத்தும் என்-றால். தாமிர துளசி நீர்.

துளசி நீர், புற்று நோயை குணபடுத்தும் என்று சித்த மருத்துவமோ, ஆயுர் வேத மருத்துவமோ. சொல்லியிருக்கா என்பதை பற்றி எங்களுக்கு கவலை இல்லை. நீ சொல்லும் இந்த செய்தி. அறிவியல் பூர்வமாக நிரூபிக்கப்பட்ட ஒன்றா? கை வைத்தியம், பாட்டி வைத்தியம் பண்ணி சரி பண்ண. புற்று நோய் ஒன்னும் bp, சுகர் அல்ல. அது ஆட் கொல்லி நோய். என்று. உங்களில் பலர் கேட்பது புரிகிறது. உங்களது கேள்வி. மிக நியாயமானதும் கூட. துளசி புற்று நோயை குணபடுத்தும் என்பதை. உலக அளவில் நடந்த பல அறிவியல் ஆய்வுகள் முடிவு செய்துள்ளது.

வியாதி உள்ளவர்கள் தான். தாமிர பாத்திரத்தில் துளசி நீரை விட்டு குடிக்க வேண்டும் என்று இல்லை. நல்ல ஆரோக்கியம் இருப்பவர்களும் தினமும் ஒரு டம்பளர் துளசி நீரை பருகுங்கள். மண் பானை நீரை விட தாமிர பாத்திர நீர் உடல் ஆரோக்யத்திற்கு அவ்வளவு நல்லது*.

பெருமாள் கோவில்களில். தாமிர பாத்திரத்தில் துளசி நீர் பன்னெ-டுங்காலமாக கொடுக்கும் ஆன்மிக சடங்கினுள் ஒரு மிக பெரிய அறி-வியல் உண்மை.

கல்லீரல்-LIVER"

மது அருந்தும் போது உடலுக்குள் இருக்கும் ஒரேயொரு உறுப்பு மட்டும் அவனைக் காப்பாற்றவும், அவனது ரத்தத்தில் கலந்த ஆல்க-ஹாலை பிரிக்கவும் ஒரு நொடிகூட ஓயாமல் உழைத்துக் கொண்டிருக்-கும் ! உழைப்பு என்று கூட சொல்ல முடியாது. அது ஒரு போராட்டம்.

அப்படி போராடும் உறுப்பின் பெயர் கல்லீரல் !

மனிதனுக்கு மிகப் பெரிய நண்பன் யாரென்று பார்த்தால் அது அவனது கல்லீரல்தான்.

இது கெட்டுவிட்டது என்றால் உயிர் வாழ வழியில்லை.

மற்ற எந்த...... உடல் உறுப்புகளும் செய்யாத வேலைகளை கல்-லீரல் செய்கிறது உதாரணத்திற்கு மற்ற உறுப்புகள் ஒரே நேரத்தில் 400 வேலைகளை செய்கிறது என்றால் கல்லீரல் 800 வேலைகளை செய்து முடிக்கிறது.

இது ஆயிரத்திற்கும் மேலான என்சைம்களை உருவாக்குகிறது.

நமது உடலில் சிறிய காயம் ஏற்பட்டு ரத்தம் வெளியேறினால் கூட உடனே மூளை கல்லீரலுக்கு தான் தகவல் அனுப்பும்.

பதறிப்போன கல்லீரல் நொடிப் பொழுதில் ரத்தம் வெளியேறும் இடத்திற்கு 'ப்ரோத்ரோம்பின்' என்ற ரசாயனத்தை அனுப்பி வைக்கும்.

அந்த ரசாயனம் ரத்தம் வெளியேறிக் கொண்டிருக்கும் இடத்தில் ஒரு சிலந்தி வலைப் போன்ற ஒரு அமைப்பை ஏற்படுத்தி ரத்தத்தை உறைய செய்துவிடும்.

இதனால் ரத்த வெளியேற்றம் தடுக்கப்படுகிறது.

கல்லீரல் மட்டும் இந்த வேலையை செய்ய வில்லை என்றால் ஒரு சின்ன காயம் போதும் நம்மைக் கொல்வதற்கு.

இன்றைக்கு லேசான தலைவலி என்றாலும், உடல் மெலிவதற்கு என்றாலும், சத்துப் பற்றாக்குறை என்றாலும் மாத்திரைகளாக உள்ளே தள்ளுகிறோம்.

இந்த மாத்திரைகள் எல்லாவற்றிலும் நச்சுத் தன்மை நிறைந்திருக்கி-றது.

அந்த நச்சுத்தன்மையை உடலில் சேராமல் தடுத்து நம் உடலை பாதுகாப்பது கல்லீரல்தான்.

மதுவிலும் ஏராளமான விஷத்தன்மை உள்ளது. அந்த விஷத்தன்-மையை போக்குவதற்காக இரவு முழுவதும் கல்லீரல் போராடுகிறது.

கல்லீரல் விஷத்திற்கு எதிராக போராடும் வரைதான் குடிகாரர்கள் எவ்வளவு குடித்தாலும் அசராமல் நிற்பேன் என்று வசனம் பேசமுடியும்.

கல்லீரல் கெட்டு விட்டது என்றால் அவரால் ஸ்டெடியாக மூச்சுக் கூட விடமுடியாது. அப்புறம் எங்கு வசனம் பேசுவது.

கல்லீரல் ஒருவருக்கு சரியாக இல்லையெனில், சாப்பிடும் எந்த உணவும் செரிக்காது. உணவுப்பொருட்களை மட்டுமல்ல... மருந்து, மாத்திரைகள், ஆல்கஹால், ஏன் சமயத்தில் விஷத்தைக்கூடச் செரிக்கக்கூடிய சக்தி படைத்தது இந்தக் கல்லீரல்.

அத்தகைய முக்கியமானதொரு ஜீரண உறுப்பு இது. அதற்காக 'எவ்ளோ அடிச்சாலும் தாங்குதே; ரொம்ப நல்லது போல்' என்று தாறுமாறாக அதற்குக் கஷ்டம் கொடுக்கக் கூடாது. கண்மூடித்தனமாக அளவு கடந்து குடிக்கிறபோது கல்லீரல் வீக்கத்தைத் தடுக்க இயலாது.

கல்லீரலை கழுதையோடு ஒப்பிடுவார்கள். கழுதை எவ்வளவு பாரத்தை அதன் மீது தொடர்ந்து ஏற்றிக் கொண்டே இருந்தாலும் அசராமல் சுமக்கும். அதே கழுதை படுத்துவிட்டால் திரும்பவும் எழுந்திருக்கவே எழுந்திருக்காது.

கல்லீரலும் அப்படிதான் தொடர்ந்து குடிக்க குடிக்க மது என்னும் விஷத்தோடு ஓயாமல் தொடர்ந்து போராடிக்கொண்டே இருக்கும் !

இத்தகைய கல்லீரலை காப்பாற்ற

மதுவையும் புகையும் தவிர்க்க வேண்டும்.

பால் கலந்த டீ, காப்பி மற்றும் செயற்கை குளிர்பானங்கள் போன்றவற்றை தவிர்க்க வேண்டும். அதற்கு பதிலாக கருப்பட்டி காப்பி, சுக்கு காப்பி, பால் கலக்காத இஞ்சு டீ மற்றும் எலுமிச்சை டீ, இயற்கையான பழச்சாறுகள், கரும்புச்சாறு, பதநீர், மோர் போன்றவற்றை பருகலாம். உணவை நிதானமாக மென்று விழுங்க வேண்டும்.

நமக்கு அசதியாக இருக்கும்போது ஓய்வுக்கு முன்னுரிமை அளிக்க வேண்டும்.

முடிந்தவரை தொட்டதிற்கெல்லாம் ஆங்கில மருந்துக்கள் உட்கொள்வதை தவிர்க்க வேண்டும்.

கல்லீரல் காத்து நலமாய் வாழ்வோம்

வெந்தயத்தை தண்ணிரில் ஊற வைத்து அந்த தண்ணிரை தொடர்ந்து அருந்தவும்.நல்ல பலன் தரும்.

வாழைப்பிஞ்சு

துவர்ப்பு சுவை உடைய வாழை பிஞ்சு வயிற்று புண்ணை நீக்கும் .குருதி கடுப்பு உள்ள மூல நோய் நீரிழிவு போன்றவை குணமாகும் .

வாழைக்காய் . நீரிழிவு உள்ளவர்கள் அதிகம் சேர்க்கலாம்•••• .நோய் கட்டுப்படும் வாயு தொந்தரவு உள்ளவர்கள் குறைத்து உண்ண- லாம் . பூப்பெய்திய பெண்கள் வாழை காய் தோல் நீக்கி உண்ண குருதி பெருக்கு கட்டுப்படும் .

வாழைஇலை-

வாழைஇலையில் உண்பதை அனைவரும் விரும்புவர் இதனால் மென்மை உணர்வுகள் மிகும் உடல் சூட்டை தனிக்கும் . கோப குணம் கொண்டவர்கள் தொடர்ந்து இலையில் உண்ண கோபம் குறையும் . தீசுட்ட புண்ணில் இலையை வதக்கி கட்டலாம் வாழை இலையில் படுக்- கவைக்கலம் .

வாழைத்தண்டு-உடலில்கொழுப்பைகுறைக்கநினைப்பவர்கள்வாழைத்- தண்டைஒன்று•••••••.விட்டு ஒருநாள்உண்ணநல்லபலனைகாணலாம் . நீரடைப்பு , நீர்எரிச்சல்சிறுநீரககள் போன்றவைநீங்கும்

மொத்தத்தில் இயற்கை போய் செயற்கை வந்தது;

1. சர்க்கரை நோய் வந்தது

2. 2.இரத்த கொதிப்பு வந்தது

3. புற்றுநோய் வந்தது

4. மாரடைப்பு வந்தது

5. ஆஸ்த்துமா வந்தது

6. கொழுப்பு வந்தது

7. அல்சர் வந்தது

பீர்க்கங்காய்:

ஒரு குவளை பீர்க்கங்காய்ச் சாறு எடுத்து அதனோடு 2 தேக்கரண்டி சர்க்கரை சேர்த்து நன்றாகக் கலக்கி அந்தி சந்தி என இரண்டு வேளையும் உணவுக்கு முன் பருகி வருவதால் மஞ்சள் காமாலை என்னும் நோய் மறைந்து போகும்.

பீர்க்கங்காயின் சதைப் பகுதியை நன்றாக நசுக்கி காயங்களின் மேல் பற்றாகப் போட்டுக் கட்டி வைப்பதால் உடனடியாக ரத்தக் கசிவைப் போக்கிக் காயத்தை ஆறச் செய்யும் பணியைச் செய்கின்றது.

பீர்க்கங்காய் ஒன்றைத் துண்டுகளாக்கி இரண்டு டம்ளர் நீர்விட்டு அடுப்பேற்றி நன்றாகக் கொதிக்க வைத்து அதனோடு சுவைக்காகப் போதிய உப்பிட்டு அன்றாடம் காலை, மாலை என இரு வேளை பருகி வருதலால் வயிற்றினுள் பல்கிப் பெருகித் துன்பம் தருகின்ற வயிற்றுப் பூச்சிகள் வெளித்தள்ளப்பட்டு வயிறு சுத்தமாகும். உடல் ஆரோக்கியம் பெறும்.

பீர்க்கங்காய்ச் சாறு எடுத்து அரை டம்ளர் சாறுடன் போதிய சர்க்கரை சேர்த்து தினம் இருவேளை குடித்து வருதலால் ஆஸ்துமா என்னும் மூச்சு முட்டுதல் குணமாகும்.

பீர்க்கங்காயின் இலைகளை மைய அரைத்து அதனோடு பூண்டை நசுக்கிச் சாறு எடுத்து- சேர்த்து தொழு நோய் எனப்படும் தோல் நோயின் மேலே பூசி வருதலால் தொழு நோய்ப் புண்கள் விரைவில் ஆறும்.

பீர்க்கங்காயைச் சிறுசிறு துண்டுகளாக்கி வெயிலில் வைத்து நன்றாக உலர்ந்த பின் இடித்துப் பொடி செய்து வைத்துக் கொண்டு இரவு சாதம் வடித்த கஞ்சியை வைத்திருந்து காலையில் அதனோடு பீர்க்கங்காய் பொடியைக் கலந்து குழைத்து தலைமுடிக்குத் தேய்த்து 15 அல்லது 20 நிமிடங்கள் கழித்து தலைக்குக் குளித்து வருவதால் இளநரை என்பது தடை செய்யப்படுவேதாடு தலைமுடி மென்மையாகவும் பளபளப்பாகவும் விளங்கும்.

பீர்க்கங்காய் கொடியின் வேர்ப் பகுதியைச் சேகரித்து- நன்கு உலர்த்திப் பொடித்து வைத்துக் கொண்டு தினம் இருவேளை வெருகடி அளவுக்கு எடுத்து உண்டு வர நாளடைவில் சிறுநீரகக் கற்கள் வெளியேறும். பீர்க்கங் கொடியின் இலைகளை எடுத்து நன்றாக நீர்விட்டு சுத்திகரித்து அரைத்து நெல்லிக்காய் அளவு எடுத்து உள்ளுக்கு சாப்பிட்டு வருதலால் சீதபேதி குணமாகும். வயிற்றுக் கடுப்பும் தணியும்.

பீர்க்கங் கொடியின் இலை யைக் கசக்கிப் பிழிந்து சாறு எடுத்து நாட்பட்ட ஆறாத புண்களைக் கழுவுவதாலோ அல்லது மேற்பூச்சாகப் பூசி விடுவதாலோ விரைவில் புண்கள் ஆறிவிடும்.

பீர்க்கங்காய் கொடியின் வேர்ப் பகுதியை நீரிலிட்டுக் கொதிக்க வைத்து மேற்பூச்சாகப் பயன்படுத் துவதால் வீக்கமும் வலியும் குறைந்து நெறிகட்டிகள் குணமாகும்.

பீர்க்கங்காய்ச் சாறு எடுத்து உடன் சர்க்கரையோ தேனோ சேர்த்து வெறும் வயிற்றில் குடித்து வருவதால் பித்த மேலீட்டால் வந்த காய்ச்சல் தணிந்து போகும். கல்லீரல், மண்ணீரல் ஆகியவற்றின் வீக்கம் கரைந்து போகும்.

பீர்க்கங்காய்ச் சாறு அரை டம்ளர் அளவு அன்றாடம் வெறும் வயிற்றில் 48 நாட்கள் சாப்பிட்டு வருதலால் அதிலுள்ள பீட்டா கரோட்- டின் என்னும் சத்தும் கிடைக்கப் பெற்று கண்பார்வை தெளிவு பெறும். கண்களுக்கு ஆரோக்கியம் மேலோங்கும்.

பீர்க்கங்காயில் உள்ள ரத்தத்தைப் தூய்மை செய்யக் கூடிய வேதிப்- பொருள்களால் தோலின் மேலுள்ள முகப் பருக்கள் ஆகியன விரைவில் குணமாக ஏதுவாகின்றது.

உடலின் மேலுள்ள துர்நாற்றத் தையும் போக்க வல்ல மருத்துவ குணத்தைப் பீர்க்கங்காயின் நார் பெற்றிருக்கிறது. பீர்க்கங்காயை அன்- றாடமோ அல்லது அடிக்கடியோ மற்ற காய்கறிகளோடு சமைத்து உணவாக உண்பதால் நோய் எதிர்ப்பு- சக்தியைத் தர வல்லதாக விளங்- குகிறது.

பீர்க்கங்காயில் புதைந்து இருக்கும் அதிக அளவிலான பீட்டா கெரோட்டின் என்னும் வேதிப்பொருள் கண்களின் ஆரோக்கியத்துக்கு மிகவும் முக்கியமானதாக விளங்குகிறது. பீர்க்கங்காயின் புதிய சாற்றை ஒரிரு சொட்டுக்கள் கண்களில் விடுவதால் கண் எரிச்சல், கண் சிவப்பு, கண்ணில் மண் கொட்டியது போன்ற உறுத்தல் ஆகிய குற்றங்கள் குண- மாகும்.

பீர்க்கங்காய் பார்ப்பதற்கு கரடு முரடான தோற்றத்தைப் பெற்றிருந்- தாலும் மானுடர்க்கு உதவும் பல்வேறு மகத்தான மருத்துவ குணங்க- ளைப் பெற்று கண்கள், ஈரல்கள், தோல், சிறுநீரகம், இரையரை ஆகிய உறுப்புகள் ஆரோக்கியமாகவும், சீராகவும் இயங்க உதவுகிறது என்பதை அனைவரும் மனதில் இறுத்திப் பயன்பெறலாம்.

தர்ப்பை புல் என்றவுடனே ஏதோ சாங்கித்திற்கான புல் என்று என்னவேண்டாம் .ஏனென்றால் இதுவரை நாம் அப்படிதான் அதை பார்த்துள்ளோம் ..அவருக்கு இன்னொரு பக்கம் இருக்கு பயப்படாம வாங்க அதையும் என்னான்னுதான் பார்ப்போம்

தர்ப்பைப் புல்லை நாட்டு மருந்து கடைகளிலும், கிரகணத்தின்போது கோயில்களிலும் பார்த்திருப்போம். இதன் மகத்துவம் ஏராளமானது. தர்ப்பைப் புல் புண்ணிய பூமி தவிர வேறு எங்கும் முளைக்காது. தர்ப்பைப் புல் வளர தண்ணீர் தேவையில்லை. தண்ணீல் இல்லாமலும் வளரும் இது, பல நாட்களுக்கு தண்ணீரிலேயே போட்டு வைத்தாலும் அழுகாத தன்மை கொண்டது. சூரிய கிரகணத்தின் போது இதற்கு வலிமை அதிகம்.

இதன் காற்றுப்படும் இடங்களில் தொற்றுநோய்கள் அண்டாது. அதனால்தான் கிரகண காலத்தில் இந்த தர்ப்பைப் புல்லை நாம் பயன்படுத்தும் உணவுப் பொருட்கள், மளிகைப் பொருட்கள், குடிநீர்களில் போட்டு வைக்கின்றோம். இந்த புல்லில் காரமும், புளிப்பும் இருப்பதால் செப்பு ஐம்பொன் உலோக படிமங்களை இந்த புல்லின் சாம்பலில் தேய்க்கிறார்கள். அவ்வாறு செய்வதால் அதன் ஒளை திறன் குறையாமல் இருக்குமாம்.

தர்ப்பைப்புல் சுவையில் இனிப்பு மற்றும் துவர்ப்புச் சுவையுடையது. குளிர்ச்சியான வீரியமுடையது. சீரணத்தின் இறுதியில் இனிப்புச் சுவையாக நிற்கக் கூடியது. மூவகை தோஷங்களாகிய வாதபித்தகபங்களை அவற்றின் சீற்றத்திலிருந்து கீழிறக்கி சமநிலைப் படுத்துவதனால் தர்ப்பை ஒரு அருமருந்தாக நாம் குறிப்பிடலாம். சில சர்க்கரை உபாதை நோயாளிகளுக்கு உடலில் எரிச்சலுடன் மஞ்சள் நிறம் கலந்த சிறுநீர் காணப்படும். இதற்கு ஹாரித்ரமேஹம் என்று ஆயுர்வேதம் கூறுகிறது. மேலும் சிலருக்கு துர்நாற்றமுள்ளதாகவும், மஞ்சிட்டை (மஞ்சள்நிறம்) கலக்கிய நீர் போன்றதுமாக சிறுநீர் வெளியேறும் நிலையில் அதற்கு மாஞ்சிஷ்டமேஹம் என்றும் துர்நாற்றம், சூடு, இரத்தம் போன்றும் சிறுநீர் வெளியேறுவதும் இரக்தமேஹமென்றும் கூறப்படுகிறது.

இந்த மூன்று வகையான சிறுநீர் உபாதைகள் அனைத்தும் பித்ததோஷத்தினுடைய சீற்றத்தின் விளைவாக ஏற்படுவதால் அதுபோன்ற நிலைகளில் தர்ப்பைக் குடிநீர் அருந்துவது பித்தத்தினால் ஏற்படக் கூடிய சர்க்கரை உபாதையை குறைப்பதுடன் சிறுநீரகம் மற்றும் சிறுநீர் பாதை-

யில் ஏற்படும் தொற்று உபாதைகளையும் குணப்படுத்தும் சக்திவாய்ந்த ஒரு குடிநீர் ஆகும்.

சுமார் 15 கிராம் தர்ப்பைப்புல்லை ஒரு லிட்டர் தண்ணீரில் கொதிக்கவிட்டு அரை லிட்டர் ஆகும்வரை குறுக்கிக் காய்ச்சி குளிர்ந்தபிறகு வடிகட்டி அந்த தண்ணீரை ஒரு நாளில் பலதடவை சிறிது சிறிதாகப் பருகிவர மேற்குறிப்பிட்ட உபாதைகள் நீங்கிவிடும். சிலருக்கு தர்ப்பை நீரைக் காய்ச்சுவதற்கான நேரம் இல்லாமல் இருப்பதால் தர்ப்பைப் புல்லை நன்றாக இடித்து இரவு முழுவதும் பானைத் தண்ணீரில் ஊறவைத்து மறுநாள் காலையில் அதைப் பருகுவதன் மூலம் அந்த நீருக்கான மருத்துவகுணங்களை நம்மால் பெற இயலும். இதற்கு "ஹிம-கஷாயம்" என்று ஆயுர்வேதம் பெயரிட்டுள்ளது.

சர்க்கரை உபாதையின் தாக்கத்தையும் நாம் குறைத்துக்கொள்ள முடியும். தர்ப்பைப்புல்லுக்கு மேலும் சில நல்ல மருத்துவகுணங்கள் இருக்கின்றன.

தர்ப்பைப்புல் உடலுக்குக் குளுமையை ஏற்படுத்துவதால் தர்ப்பைப்புல் குடிநீர் வெயில் காலத்தில் அருந்தவேண்டிய ஒரு அற்புதமான பானமாகும்.

தர்ப்பையிலுள்ள நெய்ப்பு, இனிப்பு மற்றும் குளிர்ச்சியின் காரணமாக தாய்ப்பாலையும், சிறுநீரையும் அதிகளவில் சுரக்கச் செய்கிறது.

சிறுநீரகத்தில் ஏற்படும் இரத்த அழுத்தத்தை சீராக்கக் கூடிய தர்ப்பைக் குடிநீரின் உபயோகத்தின் மூலம் இரத்தத்தில் தேங்கும் யூரியா, க்ரியாட்டினின் கழிவுப் பொருட்களை அகற்றகிறது.

சிறுநீரகக்கற்களை உடைத்து வெளியேற்றும் தன்மை தர்ப்பைப்புல்லுக்கு இருக்கிறது.

தண்ணீர் தாகத்தைப் போக்கும். சிறுநீரகப்பையில் ஏற்படும் வலி மற்றும் அதிகமான மாதவிடாய் இரத்தப்போக்குள்ள பெண்களுக்கும் தர்ப்பைக் குடிநீர் மிகவும் நல்லது என்று பாவப்ரகாசர் எனும் ஆயுர்வேதமுனிவர் குறிப்பிடுகிறார்.

மஞ்சள் காமாலை உபாதையில் கல்லீரலில் உள்ள கிருமித்தொற்று மற்றும் அதிகமான பித்தஊறல் ஆகியவற்றைக் குறைக்கக் கூடியது. இரத்தத்தில் ஏற்படும் காந்தல் மற்றும் அதன்மூலமாக ஏற்படும் இரத்தமூலம், இரத்தக்கசிவு, வாய்ப்புண் சிறுநீரக எரிச்சல் போன்றவற்றை குணப்படுத்தும்.

நாவிற்கு நல்ல ருசியை ஏற்படுத்தித் தரும். Herpes zoster எனப்படும் நரம்பு தொடர்தோல் எழுச்சியில் தர்ப்பைப் புல் தண்ணீரை வெளிப்புறம் மற்றும் உட்புற உபயோகத்தால் அதில் ஏற்படும் எரிச்சல் மற்றும் குத்தல் வலியை நம்மால் போக்கிக் கொள்ள முடியும் என்று நிகண்டுரத்னாகரம் மற்றும் ராஜநிகண்டு எனும் ஆயுர்வேத புத்தகங்களில் குறிப்புகளாகக் காணப்படுகின்றன.

செயலிழந்த கிட்னியை இரண்டே வாரத்தில் சரிசெய்ய உதவும் அற்-புதமான மருந்து......

தற்பொழுது எல்லாம் கிட்னி பழுது அடைந்தால் டயாலிசிஸ் என்று ரத்தம் மாற்றுகிறார்கள்,

அதிக சிரமம் மற்றும் செலவு

creatinine level 0.6 to 1.3 இருக்க வேண்டும்,

அப்படி இந்த level உள் இல்லை என்றால்

கிட்னி failure, function சரியில்லை, ரத்தம் மாற்ற வேண்டும், கிட்னி மாற்ற வேண்டும் என்பார்கள்,

இதை சரி செய்ய எளிய வழி உண்டு.

நாட்டு மருந்து கடைக்கு சென்று இந்து உப்பு என்று கேளுங்கள் கிடைக்கும்,

ஒரு கிலோ 60 ரூபாய் மட்டுமே அல்லது 80 ரூபாய்

இந்த உப்பை கொண்டு வீட்டில் மூன்று வேளையும் உணவு சமைத்து சாப்பிடுங்கள் ,

15 நாட்கள் அல்லது அதிக பட்சம் 30 நாளில்

உங்கள் கிட்னி இயல்பு நிலைக்கு திரும்பும் ,

அதன் பிறகு நீங்கள் creatinine level சோதனை

செய்து பாருங்கள் சரியான அளவில் இருக்கும்.

இந்த உப்பை கொண்டு சமைத்த உணவை

நோயாளி மட்டும் தான் சாப்பிட வேண்டுமா?

யார் வேண்டுமானாலும் சாப்பிடலாம்,

ஒரு வயது குழந்தை முதல் முதியவர்

வரை சாப்பிடலாம்

இந்து உப்பு என்றால் என்ன ?....

இமாலய மலை பகுதியில் பாறைகளை வெட்டி

எடுக்க படும் உப்பே இந்து உப்பு இதை ஹிந்துஸ்தான் உப்பு என்-பார்கள் ,.

இந்த உப்பு வேற எந்த நோய்க்கு கேட்கும்?

Thyroid பிரச்சனைக்கு கேட்கும்,

வாய் கொப்பளித்தால் பல் ஈறுகள் பிரச்சனை

வாய் புண் ஆகியவை கேட்கும்

அல்சர் piles வந்தால் பச்சை மிளகாய் தவிர்த்து

வர மிளகாய் சேர்ப்பது போல , சாதா உப்பை

தவிர்த்து இந்து உப்பு சேருங்கள்

கிட்னி இயல்பு நிலைக்கு திரும்பும்.

ஆனால் இந்துப்பு இதற்கு நேர்மாறானது. கடலுப்பினால் ஏற்படும் கெடுதலைக்கூட தடுத்து விடும்.எனவே நீங்கள் இந்துப்பு வாங்கி உணவில் சேர்த்து பயன்படுத்துங்கள்.

சுண்டைக்காய் வற்றலில் ஏராளமான மருத்துவ குணங்கள் நிறைந்-துள்ளன.

சுண்டை வற்றலை நெய்யில் வறுத்து பொடியாக்கி சோற்றுடன் சேர்த்து பிசைந்து சாப்பிட்டு வந்தால் நீரிழிவு நோயினால் உண்டாகும் கை கால் நடுக்கம், மயக்கம், உடற்சோர்வு, வயிற்றுப் பொருமல் முதலி-யவை நீங்கும்.

சுண்டைக்காயை இரண்டாக நறுக்கி அதனுடன் பூண்டு, சின்ன வெங்காயம், மிளகு, சீரகம், கறிவேப்பிலை, கொத்தமல்லி இலை சேர்த்து நன்கு கொதிக்க வைத்து சூப் செய்து அருந்தி வந்தால் கபக்கட்டு, இரு-மல், மூலச்சூடு, மூலக்கடுப்பு, மூலத்தில் ரத்தம் வெளியேறுதல் போன்-றவை நீங்கும்.

இரத்தத்தை சுத்தப்படுத்தி சிறுநீரைப் பெருக்கும், உடல் சோர்வை நீக்கும்.

தலைச்சுற்றல், வாந்தி, மயக்கம் நீங்கும். மேலும் மார்புச்சளி, தொண்டைக்கட்டு போன்றவற்றிற்கு சிறந்த நிவாரணியாகும்.

ஆஸ்துமா, காசநோயாளிகள் இதனை அருந்திவந்தால் பாதிப்பு குறையும்.

பால் சுண்டைக் காயைச் சமைத்து உண்ணக் கபக்கட்டு, ஈளை, காசம், இருமல், மூலச்சூடு, மூலக்கடுப்பு, திமிர்ப்பூச்சி வெளியேறும்.

சுண்டைக் காயை உப்பு கலந்த புளித்த மோரில் 2 முறை ஊறவைத்து காயவைத்து எண்ணெயில் வறுத்து உணவில் இரவில் பயன்படுத்தி வர மார்புச் சளி, இரைப்பிருமல் (ஆஸ்துமா), காச நோய் குணமாகும்.

வயிற்றுப் போக்கு நின்றுவிடும்.

சுண்டை வற்றல், கறிவேம்பு, மிளகு, சீரகம், வெந்தயம், சம அளவாக எடுத்து பொன்னிறமாக வறுத்து சிறிது உப்பு சேர்த்து ஒரு சிட்டிகையளவு உணவுடன் 3 வேளை சாப்பிட பசி மந்தம், சுவை-யின்மை, மலக்குடல் கிருமிகள், மூலம் குணமாகும்.

சுண்டைக்காயைக் காயவைத்து போதுமான அளவு நன்றாகப் புளித்த மோரும், உப்பும் கலந்து காயவைத்து உலர்த்தி எடுத்து உணவுடன் உண்டு வர நீரிழிவு நோய் தணியும்.

எதற்காக எந்த உணவு சாப்பிடலாம்.-2

சுண்டைக்காய் வற்றலில் ஏராளமான மருத்துவ குணங்கள் நிறைந்-துள்ளன.

பீர்க்கங்காய்ச் சாறு எடுத்து உடன் சர்க்கரையோ தேனோ சேர்த்து வெறும் வயிற்றில் குடித்து வருவதால் பித்த மேலீட்டால் வந்த காய்ச்சல் தணிந்து போகும். கல்லீரல், மண்ணீரல் ஆகியவற்றின் வீக்கம் கரைந்து போகும்.

பீர்க்கங்காய்:

ஒரு குவளை பீர்க்கங்காய்ச் சாறு எடுத்து அதனோடு 2 தேக்கரண்டி சர்க்கரை சேர்த்து நன்றாகக் கலக்கி அந்தி சந்தி என இரண்டு வேளை-யும் உணவுக்கு முன் பருகி வருவதால் மஞ்சள் காமாலை என்னும் நோய் மறைந்து போகும்.

நான்

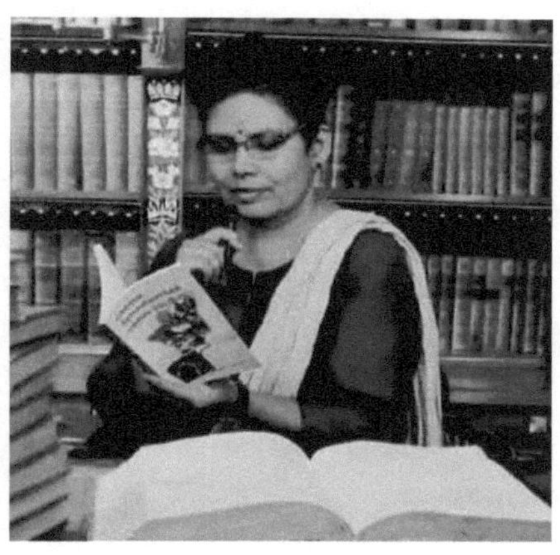

வாசகர்ளால் நான்
வாசகர்களுக்காக நான்

முற்போக்கு எழுத்தாளர் வி.எஸ்.ரோமா – கோயம்புத்தூர்
+91 82480 94200
20 புத்தகங்கள் எழுதியுள்ளேன்
விருதுகள் பல பெற்றுள்ளேன்.
கதை , கவிதை, கட்டுரை, நாவல் பொன்மொழி, நாடகம்
எழுதுவேன்.

என்
எழுத்து
என் மூச்சுள்ள வரை
என் வாசிப்பே
என் சுவாசிப்பு

என்றும்
எழுதிக் கொண்டிருக்க வே
என் ஆசை

நான் திருமணமே செய்து கொள்ளாத பெண்மணி என்பதில்
எனக்கு மகிழ்வே.

என் எழுத்துக்கு முழு ஒத்துழைப்பு கொடுப்பவர்கள் என்
பெற்றோர்களே.

தந்தை
கா சுப்ரமணியன் _ தாசில்தார் - ஓய்வு

தாய்.
சு. கிருஷ்ணவேணி

என் பெற்றோர்களே
என்
எழுத்துக்கும்
எனக்கும் முழு ஒத்துழைப்பு தருகின்றவர்கள் என்பதில்
எனக்கு மகிழ்ச்சியே.

நான் ரோமா ரேடியோ
என்ற பெயரில் எஃப் எம் ஆரம்பித்துள்ளேன்.

என்
எழுத்து
என் ரோமா வானொலி மூலம்
எங்கும் ஒலிக்க
எட்டு திக்கும் ஒலிக்க
என் ஆவல்.

பெண்களை

பெரிதாக நினைத்துப்
பெரும் மகிழ்ச்சியடைந்து
பெருமைப் படுத்த வேண்டும்.

முற்போக்கு எழுத்தாளர்
வி.எஸ். ரோமா
Roma Radio
கோயம்புத்தூர்
+91 82480 94200

www.ingramcontent.com/pod-product-compliance
Lightning Source LLC
Chambersburg PA
CBHW051241250726
48656CB00003B/1072